name: ....

year: ....

RECIPE:

❁ Uses:

✻ Ingredients:

✩ Directions:

RECIPE:

❀ Uses:

✼ Ingredients:

✺ Directions:

⟩RECIPE:

✿ **Uses:**

✺ **Ingredients:**

✪ **Directions:**

RECIPE:

❀ Uses:

❁ Ingredients:

✬ Directions:

✿ Uses:

✾ Ingredients:

✺ Directions:

❋ RECIPE:

❋ Uses:

❋ Ingredients:

☆ Directions:

RECIPE:

❀ **Uses:**

✿ **Ingredients:**

✾ **Directions:**

❀ Uses:

✻ Ingredients:

✸ Directions:

RECIPE:

❀ Uses:

✿ Ingredients:

✾ Directions:

RECIPE:

❀ **Uses:**

✻ **Ingredients:**

✩ **Directions:**

RECIPE:

❋ **Uses:**

✳ **Ingredients:**

✿ **Directions:**

RECIPE:

❁ Uses:

✾ Ingredients:

✩ Directions:

✻ Uses:

✺ Ingredients:

✪ Directions:

RECIPE:

❀ Uses:

✳ Ingredients:

✲ Directions:

❀ Uses:

✳ Ingredients:

✬ Directions:

RECIPE:

❋ **Uses:**

✷ **Ingredients:**

✺ **Directions:**

✿ Uses:

✾ Ingredients:

✵ Directions:

❀ Uses:

✳ Ingredients:

✪ Directions:

RECIPE:

❀ **Uses:**

❀ **Ingredients:**

✿ **Directions:**

✿ Uses:

✤ Ingredients:

✿ Directions:

❁ **Uses:**

✳ **Ingredients:**

✿ **Directions:**

❀ **Uses:**

✳ **Ingredients:**

✿ **Directions:**

RECIPE:

❀ Uses:

❁ Ingredients:

✿ Directions:

RECIPE:

✾ Uses:

✻ Ingredients:

✵ Directions:

❀ Uses:

✳ Ingredients:

✦ Directions:

✿ Uses:

✦ Ingredients:

✿ Directions:

✿ Uses:

✿ Ingredients:

✿ Directions:

RECIPE:

❋ Uses:

❋ Ingredients:

❋ Directions:

❀ Uses:

✳ Ingredients:

✿ Directions:

❀ **Uses:** ....

❀ **Ingredients:** ....

❀ **Directions:** ....

❀ Uses:

✳ Ingredients:

✿ Directions:

RECIPE:

✽ Uses:

✻ Ingredients:

✩ Directions:

❀ Uses:

✳ Ingredients:

✿ Directions:

❀ Uses:

✳ Ingredients:

✲ Directions:

RECIPE:

❀ Uses:

✳ Ingredients:

✫ Directions:

RECIPE:

❀ **Uses:**

✳ **Ingredients:**

✿ **Directions:**

RECIPE:

✽ **Uses:**

✽ **Ingredients:**

✽ **Directions:**

> RECIPE:

❀ **Uses:** ....
....
....
....
....

✺ **Ingredients:** ....
....
....
....
....
....
....
....
....
....

✵ **Directions:** ....
....
....
....
....
....
....
....
....
✺ ....

RECIPE:

❋ Uses:

✳ Ingredients:

✺ Directions:

✿ Uses:

✾ Ingredients:

✪ Directions:

✿ **Uses:** ....

❋ **Ingredients:** ....

✪ **Directions:** ....

Uses:

Ingredients:

Directions:

RECIPE:

❀ Uses:

✿ Ingredients:

✾ Directions:

RECIPE:

❀ Uses:

✳ Ingredients:

✿ Directions:

❀ **Uses:**

✽ **Ingredients:**

✫ **Directions:**

RECIPE:

❀ Uses:

✸ Ingredients:

✦ Directions:

❀ **Uses:**

✳ **Ingredients:**

✪ **Directions:**

RECIPE:

❀ Uses:

✿ Ingredients:

✾ Directions:

✻ Uses:

✻ Ingredients:

✺ Directions:

❀ Uses:

✺ Ingredients:

✼ Directions:

❋ **Uses:**

✳ **Ingredients:**

✺ **Directions:**

❀ **Uses:**

✳ **Ingredients:**

✪ **Directions:**

RECIPE:

❀ Uses:

✿ Ingredients:

❁ Directions:

❁ **Uses:**

✳ **Ingredients:**

✪ **Directions:**

❀ Uses:

✳ Ingredients:

✺ Directions:

✽ **Uses:**

✳ **Ingredients:**

✵ **Directions:**

❀ Uses:

❋ Ingredients:

✿ Directions:

❀ Uses:

✳ Ingredients:

✾ Directions:

❀ **Uses:**

✿ **Ingredients:**

✾ **Directions:**

❀ Uses:

✤ Ingredients:

✺ Directions:

✿ Uses:

✾ Ingredients:

✧ Directions:

❋ Uses:

✻ Ingredients:

✿ Directions:

RECIPE:

❀ Uses: ....

✽ Ingredients: ....

✯ Directions: ....

❋ **Uses:**

❋ **Ingredients:**

✿ **Directions:**

RECIPE:

✿ Uses:

✿ Ingredients:

✿ Directions:

❀ Uses:

✳ Ingredients:

✾ Directions:

RECIPE:

❀ Uses:

❈ Ingredients:

✿ Directions:

RECIPE:

❀ Uses:

✽ Ingredients:

✪ Directions:

> **RECIPE:**

❀ **Uses:**

✳ **Ingredients:**

✿ **Directions:**

✿ Uses:

✼ Ingredients:

✪ Directions:

❋ **Uses:**

✤ **Ingredients:**

✿ **Directions:**

RECIPE:

❀ Uses:

✿ Ingredients:

✾ Directions:

❀ Uses:

❁ Ingredients:

✿ Directions:

❀ **Uses:**

✻ **Ingredients:**

✧ **Directions:**

RECIPE:

❁ **Uses:**

✳ **Ingredients:**

✸ **Directions:**

RECIPE:

❀ **Uses:**

✳ **Ingredients:**

✩ **Directions:**

❁ **Uses:**

✲ **Ingredients:**

✿ **Directions:**

RECIPE:

❋ Uses:

❋ Ingredients:

✿ Directions:

RECIPE:

❀ Uses:

✿ Ingredients:

✾ Directions:

RECIPE:

❀ Uses:

✤ Ingredients:

✿ Directions:

❀ Uses:

✳ Ingredients:

✬ Directions:

✿ **Uses:**

✿ **Ingredients:**

✿ **Directions:**

✿ Uses:

✤ Ingredients:

✾ Directions:

RECIPE:

❁ Uses:

❋ Ingredients:

✿ Directions:

RECIPE:

❀ Uses:

❋ Ingredients:

✿ Directions:

❀ **Uses:**

✾ **Ingredients:**

✦ **Directions:**

> RECIPE:

❀ **Uses:**

❀ **Ingredients:**

✿ **Directions:**

✿ Uses:

✳ Ingredients:

✺ Directions:

✿ **Uses:**

✾ **Ingredients:**

✵ **Directions:**

RECIPE:

❋ Uses:

❋ Ingredients:

❋ Directions:

RECIPE:

❀ **Uses:**

✻ **Ingredients:**

✩ **Directions:**

RECIPE:

❀ **Uses:**

✻ **Ingredients:**

✦ **Directions:**

>RECIPE:

❀ **Uses:**

✳ **Ingredients:**

✪ **Directions:**

RECIPE:

❀ Uses:

✳ Ingredients:

✵ Directions:

> **RECIPE:**

❀ **Uses:**

✻ **Ingredients:**

✶ **Directions:**

✿ Uses:

✿ Ingredients:

✿ Directions:

RECIPE:

❀ Uses:

❊ Ingredients:

✿ Directions:

✿ Uses:

✱ Ingredients:

✦ Directions:

❀ **Uses:**

✳ **Ingredients:**

✿ **Directions:**

❯RECIPE:

❀ **Uses:**

✳ **Ingredients:**

✾ **Directions:**

> **RECIPE:**

❀ **Uses:**

✻ **Ingredients:**

✺ **Directions:**

❀ Uses:

✾ Ingredients:

✿ Directions:

RECIPE:

❋ **Uses:**

✻ **Ingredients:**

✺ **Directions:**

RECIPE:

❀ Uses:

✳ Ingredients:

✺ Directions: